Hoher Blutdruck:

40 Super-Lebensmittel, die natürlich Ihren Blutdruck zu senken

Autor

Arnold Yates

Inhaltsverzeichnis

Einführung

Blutdruck bezieht sich auf die Kraft auf die Arterienwände ausgeübt werden, wenn das Herz Blut pumpt. Die große Menge an Kraft an den Wänden der Arterien über einen längeren Zeitraum hinweg wird als Bluthochdruck bezeichnet.

Bluthochdruck oder Hypertonie gehört zu den häufigsten gesundheitlichen Problemen mit Lebensstil verbunden. Das Problem ist häufiger bei älteren Erwachsenen als in den jüngeren Generationen.

Jüngste Schätzungen der American Heart Association (AHA) zeigen, dass 65 Millionen amerikanische Erwachsene, die in etwa 1 von 3 Personen übersetzen hohen Blutdruck haben. Der Zustand ist häufiger und schwerer in der afroamerikanischen Bevölkerung im Vergleich zu den kaukasischen Bevölkerung.

Hoher Blutdruck ist auch in anderen Teilen der Welt verbreitet und es wird geschätzt, dass es weltweit 1 Milliarde Menschen tötet. Mit dem modernen Lebensstil interpunktiert durch schlechte Ernährung und Bewegungsmangel steigt die Prävalenz von hohem Blutdruck allmählich.

Normaler Blutdruck ist 120/80 MmHg bezeichnet. Je höhere die Zahl (120) bezieht sich auf systolischen Blutdruck das Herz kräftig Blut durch die Arterien pumpt. Die untere Abbildung zeigt eine Lesung des diastolischen Drucks ist der Druck wenn das Herz zwischen Schlägen ruht.

Wenn die Blutdruckmessung durchweg etwas höher als 120/80 MmHg ist, die Bedingung bezeichnet man als Prehypertension stellt Menschen mit hohem Risiko für hohen Blutdruck bekommen. Maßnahmen müssen ergriffen werden, um zu verhindern, dass Bluthochdruck zu voll ausgewachsenen Zustand zu entwickeln.

Bluthochdruck wird von einer Lesung höher als 140/90 MmHg diagnostiziert und wird oft als die stillen Killer und mit gutem Grund. Es wird in den meisten Fällen unentdeckt und es muss nicht offen erkennbare Symptome. Medizinisches Fachpersonal klassifizieren Bluthochdruck in zwei Stufen: Stufe I, hoher Blutdruck

Lesungen von 140-159/90-99 und Phase II Bluthochdruck aus Lesungen 160/100 oder höher. Hoher Blutdruck ist mit anderen schweren Krankheiten wie Schlaganfall, koronare Herzkrankheit, Nierenversagen, Herzinfarkt, und anderen gesundheitlichen Problemen und Risiken verbunden.

Es ist wichtig für Menschen mit hohem Blutdruck, den Zustand und die Art und Weise, durch die sie die Bedingung effektiv zu verwalten und auch verhindern, dass der Zustand gegebenenfalls, zu verstehen. Die Informationen sind auch nützlich für Betreuungspersonen und Menschen mit Bluthochdruck-Patienten.

Kapitel 1:

Welche Ursachen Bluthochdruck

Die genauen Ursachen für Bluthochdruck sind nicht bekannt, aber eine Reihe von Faktoren wurden bei der Entwicklung der Erkrankung identifiziert.

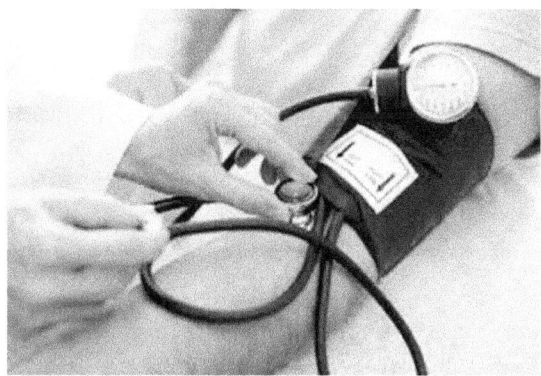

Abb.: Einnahme Blutdruckwerte

Es gibt zwei Arten von hohem Blutdruck abhängig von der Ursache.

I. Grund-/wesentliche Hypertonie – Bluthochdruck, die nicht über eine identifizierbare Ursache. Es kann jedoch eine Reihe von Risikofaktoren verbunden und wird nach und nach im Laufe der Jahre entwickeln.

II. sekundäre Hypertonie – ist es der hohe Blutdruck durch eine zugrunde liegende Gesundheit verursacht. Sekundäre Hypertonie erscheinen oft plötzlich und höhere Blutdruckwerte, die im Vergleich zur essentiellen Hypertonie verbunden ist. Die am häufigsten verwendeten Bedingungen mit sekundären Bluthochdruck sind angeborene Defekte der Blutgefäße, obstruktive Schlafapnoe, Schilddrüsen-Probleme, Probleme mit den Nieren und Nebenniere Probleme.

Wir haben einen Blick auf die häufigsten Ursachen für hohen Blutdruck.

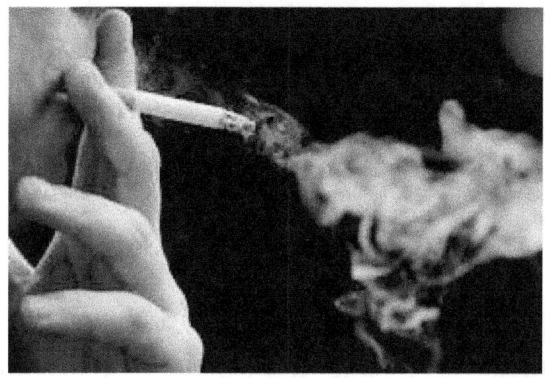

a) Rauchen
– die Verwendung von Tabak rauchen oder kauen ist bekanntermaßen einen zeitliche Anstieg der Blutdruckwerte zu verursachen. Neben anderen Chemikalien im Tabak Nikotin zerstören langfristig arteriellen Wände, so dass die Arterien zu schmal. Der resultierende Effekt ist, dass Blutdruck tendenziell steigen. Ähnliche Effekte sind auch durch Passivrauchen verursacht.

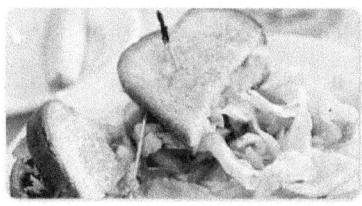

Eine Ernährung reich an Natrium und wenig Nährwert bringt Sie Höheres Risiko für HBP.

b)
Ernährung – Mehrheit der Fast-Food-Restaurants sowie gebackene Speisen tragen eine doppelte Bedrohung verursachen Übergewicht aufgrund hohen Kaloriengehalt und die Gefahr von zu viel Salz zu tragen, da die meisten Zutaten sind verarbeitete Lebensmittel. Diese zwei Bedrohungen haben eine tiefgreifende Wirkung auf den Blutdruck.

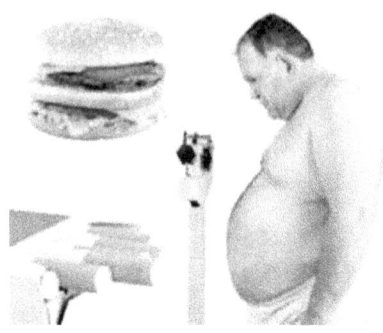

c) Wesen übergewichtig oder fettleibig erhöht das Risiko von Bluthochdruck zu entwickeln. Ein Body mass Index (BMI) zwischen 25 und 30 gilt als Übergewicht. Ein Body mass Index über 30 gilt als adipös. Etwa zwei Drittel der amerikanischen Erwachsenen sind übergewichtig oder fettleibig. Alter 2 bis 19 sind in drei US-Kinder übergewichtig oder fettleibig. Übergewicht erhöht die Belastung für das Herz, Cholesterin und Triglycerid-Spiegel im Blut erhöht und senkt den HDL (gutes) Cholesterin. Es können auch Diabetes eher zu entwickeln. Verlieren so wenig wie 10 bis 20 Pfund kann helfen, Ihren Blutdruck und Ihr Risiko für Herzerkrankungen senken. Um erfolgreich und gesund Gewicht zu verlieren – und halten Sie sie ab – die meisten Menschen benötigen etwa 500 Kalorien pro Tag von ihrer Diät, etwa 1 Pfund pro Woche verlieren zu subtrahieren.

d) mangelnde körperliche Aktivität erhöht das Risiko von Übergewicht und Bluthochdruck. Menschen, die nicht körperlich aktiv sind tendenziell höheren Herzfrequenzen. Heute Alltag zeichnen sich durch stundenlangen sitzen an einem Schreibtisch mit Computer und Surfen im Internet, TV-Shows, und unzählige arbeitssparende Geräte welche in der Tat bedeutet, dass Sie leicht in Inaktivität fallen können. Übernahme der Kondition durch die Einbindung in Übung kann jedoch eine der besten Möglichkeiten, um hohen Blutdruck zu verhindern.

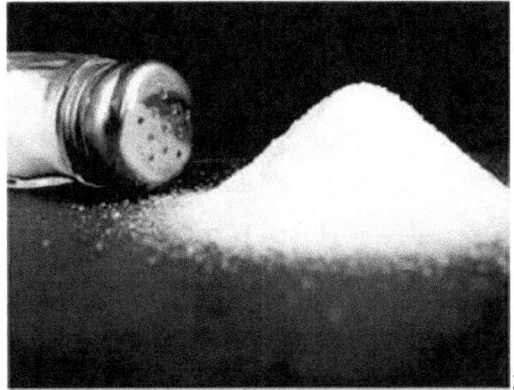

e) zuviel Salz ist verbunden mit der hohen Inzidenz von essentieller Hypertonie. Salz macht Ihr Körper Wasser festhalten. Das überschüssige Wasser in Ihrem Körper gespeichert erhöht Ihren Blutdruck. Hypertensiven Menschen reagieren empfindlich auf hohe Mengen an Salz, die Blutdruck aufgrund Flüssigkeitsretention auslöst.

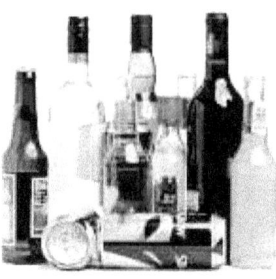

f) zu viel Alkoholkonsum schädigt das Herz. Es sollte nicht mehr als zwei Drinks pro Tag für Männer und mehr als ein pro Tag für Frauen Getränk. Wiederholte "Binge drinking" kann zu langfristigen Anstieg des Blutdrucks führen. Auch Alkohol enthält viele Kalorien und kann zu einer unerwünschten Gewichtszunahme, ein Risikofaktor für Bluthochdruck beitragen.

g) hohen Beanspruchungen zu vorübergehenden Blutdruckanstieg führen und können verschärfen Probleme bei Menschen, die bereits hohen Blutdruck haben. In Stresssituationen produziert der Körper Hormone, die Ihren Blutdruck vorübergehend erhöhen, verursachen Ihr Herz schneller schlagen und die Blutgefäße zu verengen.

h) Geschlecht ist eine weitere Ursache für Bluthochdruck. Mehr Erwachsene Männer gegenüber Frauen einen hohen Blutdruck haben. Jüngere Frauen zwischen 18 und 59 Jahren sind jedoch eher im Vergleich zu Männern gleichen Alters zu achten und eine Behandlung für den Blutdruck. Frauen, die älter als 60 Jahre haben die gleiche Wahrscheinlichkeit wie die Männer des

Seins bewusst und eine Behandlung gegen hohen Blutdruck. Der einzige Unterschied ist, dass die Kontrolle des Blutdrucks niedriger bei Frauen über 60 Jahren ist als es bei Männern der gleichen Altersgruppe.

i) genetische Faktoren – genetische Faktoren wahrscheinlich einige Rolle bei hohem Blutdruck, Herzerkrankungen und andere im Zusammenhang mit Bedingungen. Zahlreiche Gene wurden identifiziert, die hohen Blutdruck verursachen vor allem diejenigen, die das Renin-Angiotensin-System zu verändern. Allerdings ist es auch wahrscheinlich, dass Menschen mit einer Familiengeschichte von hohem Blutdruck teilen gemeinsame Umgebungen und andere möglichen Faktoren, die das Risiko erhöhen.

Das Risiko für hohen Blutdruck kann sogar mehr als Vererbung kombiniert mit ungesunden Lebensstilwahlen, wie Zigaretten rauchen und eine ungesunde Ernährung erhöhen.

j) Familiengeschichte von Bluthochdruck – Sie sind am ehesten zu hoher Blutdruck, wenn andere Mitglieder Ihrer Familie haben, oder hatten, hohen Blutdruck zu senken.

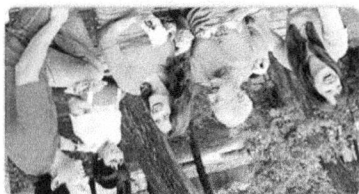

Auch ein Risiko für HBP stellen vererbte Eigenschaft, die konnen Angewohnte ist nicht ihre einzige

Familienmitglieder haben einiges gemeinsam. Sie teilen sich Gene, Verhaltensweisen und Lebensstile Umgebungen, die ihre Gesundheit und ihr Risiko für hohen Blutdruck beeinflussen können. Hoher Blutdruck kann in einer Familie führen, und gegen hohen Blutdruck kann zu einem erhöhten Risiko basierend auf Ihrem Alter und Ihrer Rasse oder ethnischen Herkunft.

k) Menopause – Blutdruck erhöht in der Regel nach der Menopause. Der Beginn der Wechseljahre ist mit hormonellen Veränderungen, die dazu führen, dass tendenziell oder sind verbunden mit hohem Blutdruck verbunden. Im Zusammenhang mit der Menopause hormonelle Veränderungen bei Frauen führt zu Gewichtszunahme und machen Ihren Blutdruck reaktiver Salz in Ihrer Ernährung. Darüber hinaus können einige der häufigsten Arten der Hormontherapie in den Wechseljahren verwendet zu einem Anstieg der Blutdruckwerte beitragen.

l) fehlende oder zu wenig Vitamin D in der Ernährung beeinflussen ein Enzym produziert durch Ihre Nieren, die zu hohem Blutdruck Blutdruck zu regulieren. Kalium beeinflusst das Gleichgewicht der Flüssigkeiten im Körper.

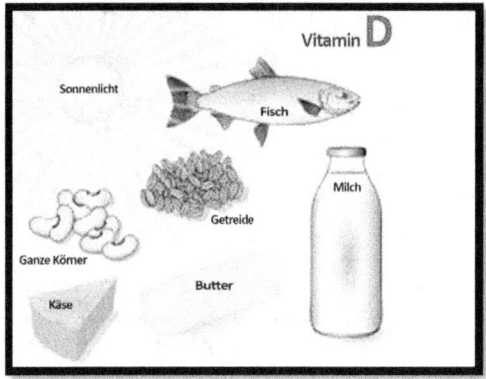

Fig: Source of Vitamin D

Abb.: Quelle für Vitamin D

Unzureichende Kaliumzufuhr in Ernährung führt zu die Ansammlung von zu viel Natrium in die Zellen führt zu Flüssigkeitsansammlungen und Bluthochdruck verursachen. Zu viel Kalium kann besonders bei Menschen mit Erkrankungen der Nieren schädlich sein. Chronische Nierenerkrankungen führt zu erhöhtem Blutdruck. Menschen mit Nierenerkrankungen sind viel eher zu Bluthochdruck, Herzerkrankungen, entwickeln oder haben einen Schlaganfall.

(m) Nebennieren und Schilddrüsen-Erkrankungen werden als Ursachen von sekundären Bluthochdruck erkannt. Menschen mit Hypothyreose haben zweimal das größere Risiko Bluthochdruck im Vergleich zu normalen Menschen zu entwickeln. Geringe Mengen an

Schilddrüsenhormonen können Herzschlag verlangsamen die pumpende Stärke und Blutgefäß Wand Flexibilität betrifft. Beides führt zu einem Anstieg der Blutdruckwerte.

n) Schlaf-Apnoe-ist ein Schlaf-Zustand verbunden mit hohem Blutdruck. Schlafapnoe ist gekennzeichnet durch Einstellung der Atmung durch Block Airways.

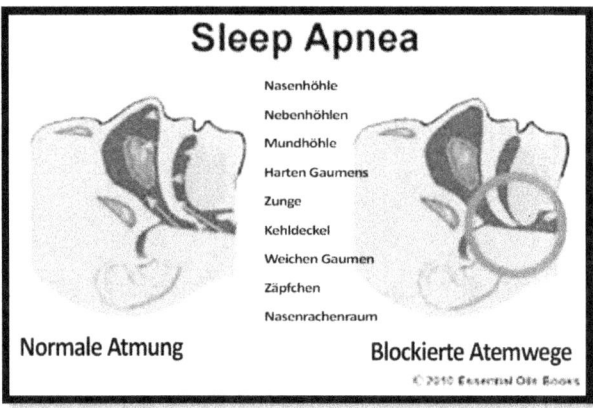

Abb.: Schlafapnoe, ein Schlaf-Zustand verursacht Bluthochdruck

Diese Apnoe-Episoden produzieren Anstieg des systolischen und diastolischen Druck, die mittlere Blutdruckwerte erhöht in der Nacht zu halten. Bluthochdruck kann auch durch Überaktivität des sympathischen Nervensystems und Veränderungen der Gefäßfunktion und Struktur verursacht durch oxidativen Stress und Entzündungen verursacht werden.

(o) Rennen – Bluthochdruck ist häufiger bei der schwarzen Bevölkerung entwickeln oft in einem früheren Alter als bei weißen. Schwerwiegende

Komplikationen wie Schlaganfall, Herzinfarkt und Nierenversagen sind auch häufiger bei schwarzen. Andere Menschen höheres Risiko von hohem Blutdruck sind aus Südasien.

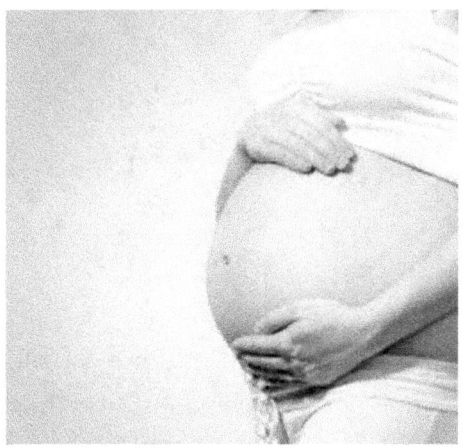

Abb.: Schwangerschaft ist mit hoher Blut Druck verbunden.

(p) schwangere Frauen sind mit hohem Risiko für Bluthochdruck Ursache durch Faktoren wie Bewegungsmangel, schlechte Lebensführung z.B. Rauchen, mütterliches Alter, mehr als ein Baby zu tragen, Übergewicht, erste Zeit Schwangerschaften und eine Vorgeschichte von hohem Blutdruck.

(Q) Frauen, die Antibabypillen nehmen sind mit hohem Risiko von hohem Blutdruck. Antibabypillen und hormonelle Verhütungsmittel Geräte enthalten Hormone, die in unterschiedlicher Weise wie Verengung der kleinen Blutgefäße Ihren Blutdruck erhöhen können. Der Großteil dieser Antibabypillen, Patches und Vaginalringe kommt mit der Warnung, dass Bluthochdruck eine Nebenwirkung sein kann.

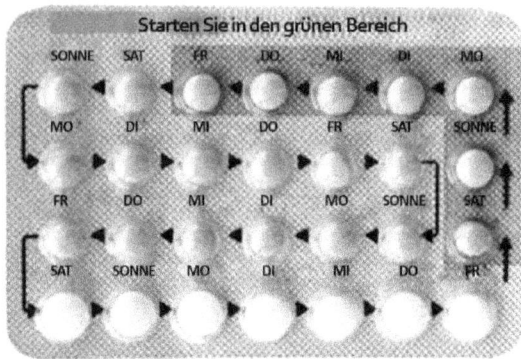

Abb.: Antibabypille

Es ist wichtig, dass Frauen mit ihrem Heilpraktiker sprechen, bei der Entscheidung, um hormonelle Kontrazeptiva nehmen und regelmäßige Vorsorgeuntersuchungen für ernsthafte gesundheitliche Probleme auf den Bildschirm zu erhalten.

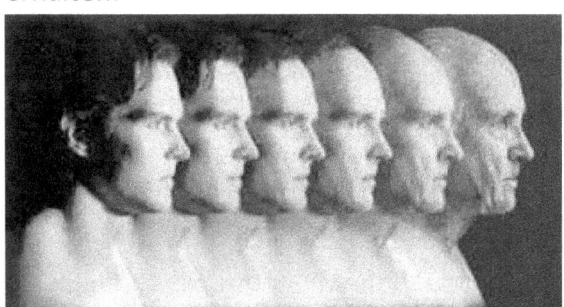

(R) Alter - erhöht das Risiko von Bluthochdruck, wenn Menschen älter werden. Da ältere Menschen länger leben, können sie einer oder mehreren chronischen Krankheiten leiden. Sie können auch ein gesundheitliches Problem haben, das kann zu einem anderen Zustand oder Verletzungen führen, wenn Sie nicht richtig gehandhabt.

Ab ca. 45 Jahren ist hoher Blutdruck häufiger bei Männern, während das Risiko von Bluthochdruck bei Frauen tendenziell nach dem Alter von 65 Jahren zu erhöhen. Das höchste Risiko von hohem Blutdruck ist bei den älteren Menschen leiden unter Übergewicht, Diabetes und chronischer Nierenerkrankung

(s) Medikamente – es gibt eine Reihe von Medikamenten, die eine Erhöhung der Blutdruckwerte verursachen. Einige dieser Medikamente sind Drogen wie Kokain und Amphetaminen, die kombinierten oralen Kontrazeptivums Pille, Steroid Medikation, einige rezeptfreie Husten und Erkältungsmittel, nicht-steroidale Antirheumatika (NSAR) wie Ibuprofen und Naproxen, pflanzliche Heilmittel, die Lakritze und selektive Serotonin-Noradrenalin-Reuptake-Inhibitor (SSNRI) Antidepressiva enthalten z.B. Venlafaxin.

Diese Medikamente können ändern, wie Ihr Körper flüssige und Salz Salden kontrolliert können, andere Blutgefäße zu verengen, oder noch andere Arbeiten des Renin-Angiotensin-Aldosteron-Systems führt zu hohem Blutdruck auswirken können.

Diese Medikamente sollten vermieden oder unter der Leitung von Ihrem Arzt nach einer Überprüfung Ihres Gesundheitszustandes verwendet werden.

Kapitel 2:

Gewusst wie: verhindern, dass hoher Blutdruck

Die Vermeidung von Bluthochdruck beginnt mit einer Reihe von Aktivitäten oder Interventionen, die Lebensführung und gesundes Körpergewicht umgeben.

Die Kombination der folgenden Schritte setzen auf dem Weg zu guter Gesundheit Sie, das frei ist von hohem Blutdruck.

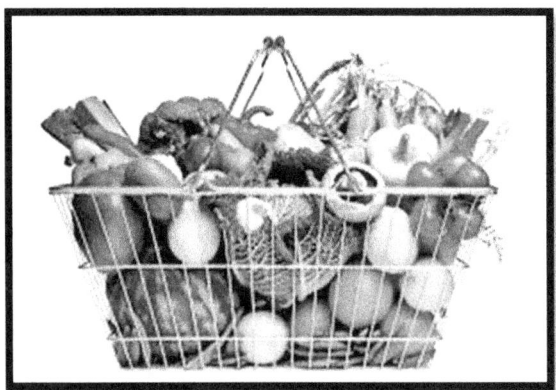

Abb.: Gesunde Ernährung Entscheidungen

Befolgen Sie eine gesunde Ernährung Plan, die zeichnet sich durch eine Ernährung mit grünem Gemüse, frisches Obst, Vollkornprodukte, Hülsenfrüchte, Fisch reich an Omega-3-Fettsäuren und fettarme Milchprodukte. Lebensmittel zu vermeiden sind rotes Fleisch, zuckerhaltige Lebensmittel und Getränke und Kokosöl.

- Begrenzen Sie die Einnahme von Salz (Natrium) auf niedrig aber gesunde Ebene um den Körper in einem gesunden Zustand zu halten. Es bedeutet, dass Sie auswählen und zubereiten von Lebensmitteln, die ohne Zusatz von Salz oder Salzgehalt niedriger sind. Sie können auch die Verwendung von den Salzstreuer auf dem Tisch.

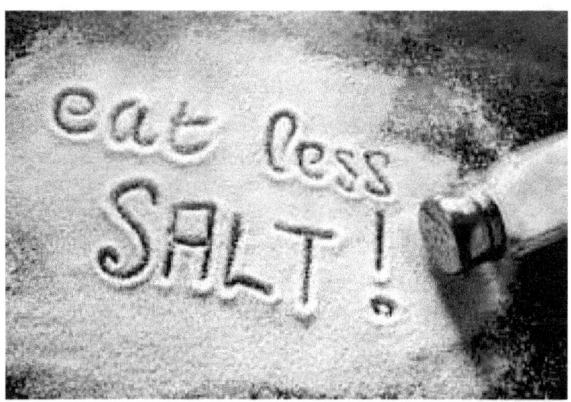

Abb.: Geringere Mengen von Salz zu Essen wird Bluthochdruck verhindern

Insgesamt sollte der Verbrauch von Natrium 2300 mg pro Tag nicht überschreiten.

Die diätetische Ansätze zur Hypertonie (DASH) Pläne zu stoppen eignen sich für Bluthochdruck-

Patienten. Die DASH Ernährungsplan betont, dass die Menschen konsumieren, Vollkornprodukte, Obst und Gemüse, die alle von denen sind arm an Cholesterin, Fett und Salz. Es unterstreicht auch die Bedeutung eines aktiven Lebensstils.

- Verwaltung von Stress aber entspannen und schaffen die Möglichkeit, Probleme zu bewältigen wird körperliche und seelische Gesundheit garantieren.

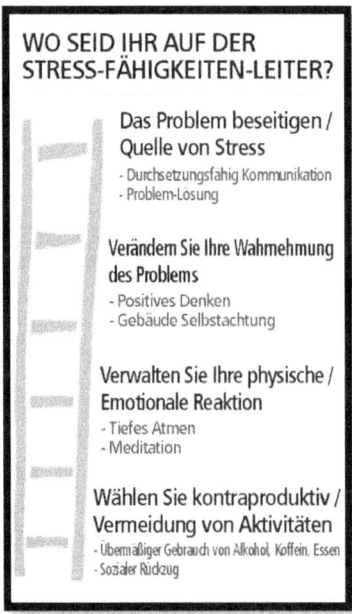

Abb.: Wege für den Umgang mit stress

Methoden zur Reduzierung von Stress zählen körperlichen Aktivität, entspannen, Musik hören, Yoga und Meditation zu üben.

- Sein und körperlich aktiv bleiben reduziert das Risiko von Bluthochdruck und andere gesundheitliche Probleme.

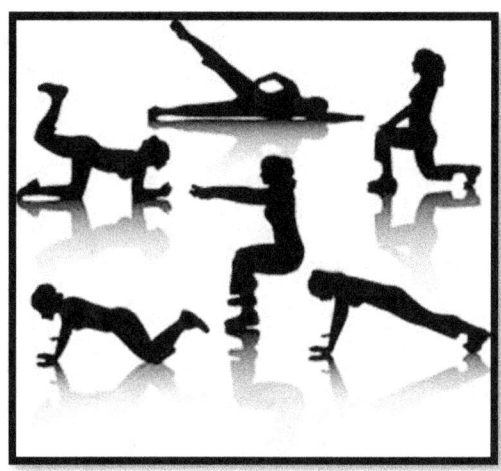

Abb.: Körperlicher Aktivität hilft bei der Erhaltung der Gesundheit des Herzens

Fragen Sie Ihren Arzt darüber, ob es sicher für Sie in verschiedenen Arten von körperlichen Aktivitäten zu engagieren. Der Schwellenwert ist für Menschen in mittlerer Intensität aerobic-Übungen für mindestens 2 Stunden und 30 Minuten pro Woche oder kräftige Intensität aerobic-Übungen für mindestens 1 Stunde und 15 Minuten pro Woche teilnehmen.

- Aufrechterhaltung gesundes Körpergewicht ist wichtig für die Kontrolle von hohem Blutdruck und zur Reduzierung des Risikos von Herzerkrankungen.

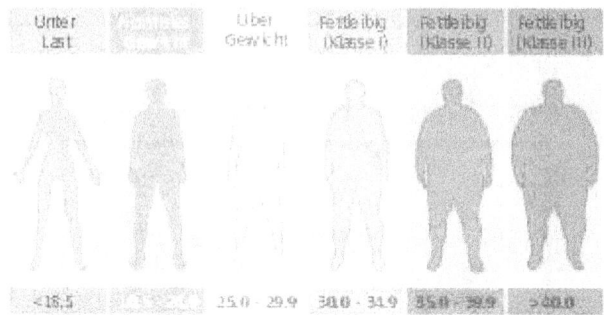

Abb.: Aufrechterhaltung einen gesunden BMI wird Bluthochdruck in Schach halten

Menschen, die übergewichtig oder fettleibig sind sollten abnehmen, wichtige Faktoren wie Blutdruckwerte, LDL-Cholesterin zu senken und HDL-Cholesterin erhöhen zu verbessern.

Der beste Indikator für Übergewicht und Adipositas ist der Body mass Index (BMI) das Gewicht im Verhältnis zur Höhe misst. Die gesunde Bereich ist ein BMI zwischen 18,5 und 24,9 und etwas größer als 25 entweder übergewichtig oder fettleibig.

- Alkoholkonsum sollte auf die empfohlenen Mengen pro Tag beschränkt. Übermäßiger Konsum von Alkohol erhöht Triglycerid-Spiegel, eine Art von Fett im Blut, gefunden und wird auch Blutdruck anzuheben.

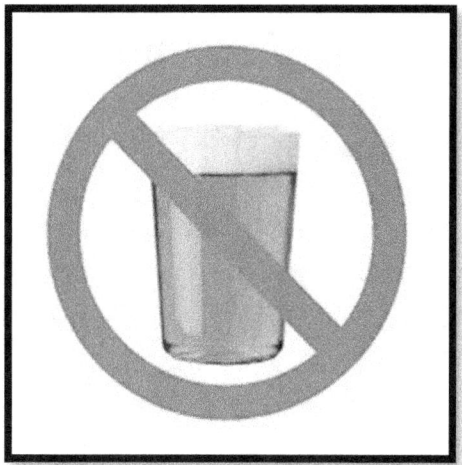

Abb.: Reguliert die Aufnahme von Alkohol

Alkohol enthält auch große Mengen an Kalorien, die zu einer Gewichtszunahme führen und Menschen mit hohem Blutdruck prädisponiert.

Der Schwellenwert ist, Männer sollten nicht mehr als zwei Getränke mit Alkohol pro Tag, Frauen sollten nicht mehr als ein Getränk mit Alkohol am Tag haben. Ein Getränk stellt 12 Unzen Bier oder Wein 5 Unzen.

Kapitel 3

Natriumarme Kochen Tipps

Mit der American Diabetes Association, darauf hinweist, dass die durchschnittliche Person ein Äquivalent von 3.400 mg Natrium pro Tag gegen eine empfohlene 2300 mg pro Tag in Anspruch nimmt ist es wichtig, dass Menschen auf den Verbrauch von Natrium kürzen.

Niedrige Natrium-Verbrauch kann durch Verringerung der Menge an Natrium in der Ernährung erreicht werden. Natriumarme Diäten sind besonders wichtig für Menschen mit hohem Blutdruck und andere Herzkrankheiten. Durch eine Verringerung der Menge an Natrium in ihrer Diät, senkt die Hypertensive Patienten effektiv ihr Risiko für einen Schlaganfall oder Herzinfarkt.

Die größte Quelle von Natrium in der Ernährung ist die verarbeiteten Lebensmitteln sowie Lebensmittel in Restaurants und anderen vorbereitet. Ein großer Teil der Lebensmittel enthalten viele versteckte Quellen für Kalzium macht es schwierig für die Menschen, gesunde Entscheidungen zu treffen. Die folgenden Tipps werden bei dem Versuch, die Menge an Natrium in Lebensmitteln kürzen nützlich.

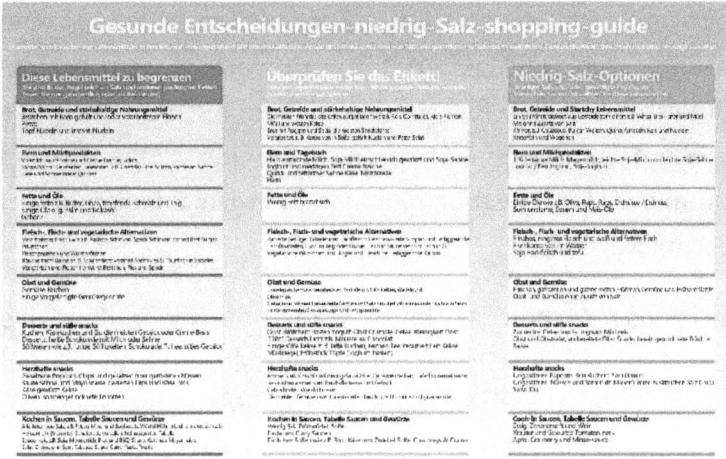

Abb.: Niedrige Salz Anleitung zum kochen Zutaten

Verwenden Sie frischen Lebensmittel anstelle von verarbeiteten Lebensmitteln. Sie gehören frische Lebensmittel wie getrocknete Bohnen, ungesalzenen Nüssen und Samen, Obst und Gemüse in Ihrer Ernährung, die Verwendung von verarbeiteten Lebensmitteln zu ersetzen.

Andere Lebensmittel, die in ihrer Ernährung enthalten sein können sind Vollkornprodukte wie Naturreis, Hafer, wilder Reis, Bulgur, Quinoa und Vollkorn Gerste, die nicht mit Salz vorbereitet wurden.

Diese Versuche werden sicherlich dazu beitragen, Natrium-Zufuhr zu reduzieren und zur Steigerung der allgemeinen Nährstoffen Qualität der zubereiteten Speisen. Das Essen im Restaurant und verarbeitete Lebensmittel sollten allmählich von Diät beseitigt werden.

Koch mehr zu Hause, um sicherzustellen, dass Sie eine gesunde Mahlzeit zubereiten. Auswärts Essen ist die häufigste Ursache für Natrium laden mit so wenig als Standard Pack einen Cheeseburger, eine kleine Portion Pommes frites, wegnehmen und Diät-Limo laden bis zu 950 mg Natrium.

Durch das Kochen zu Hause, haben Sie mehr Kontrolle über was werden Sie als eine Mahlzeit vorbereiten und Essen. Es beginnt mit dem halten der Speisekammer, Kühlschrank und Gefrierschrank ist bestückt mit niedriger Natrium-Optionen, die helfen werden, um Mahlzeiten zuzubereiten und auch schnelle Mahlzeiten zubereiten, wenn die Zeit begrenzt ist.

Stellen Sie sicher, dass Sie die Lebensmittel kennen, die den höchsten Natriumgehalt enthalten. Es hilft Ihnen, sicherzustellen, dass sie gänzlich vermieden werden oder sie sind in ihrer Verwendung zum Kochen begrenzt.

Lebensmittel zu vermeiden, sind Konserven, Reismischungen, Gewürze, salzige Snacks z.B. Brezeln, eingelegte Lebensmittel, Pasta, gefroren/fertig zubereiteten Speisen, Käse und Wurstwaren enthält sehr hohe Mengen an Natrium.

Prüfen Sie die Beschriftungen für Natrium-Gehalt, für die verpackten Lebensmittel. Was suchen Sie heraus? Überprüfen Sie das Etikett für den Betrag von Natrium auf dem Etikett angegeben. Die Natrium-freie Lebensmittel enthalten weniger als 5mg Natrium pro Portion.

Überprüfen Sie Zutaten wie Backpulver, Brühwürfel, Brühen und Gewürze (z.B. Senf, Ketchup und Barbecue-Soße), Backpulver, Fleisch Tenderizers, Mononatrium-Glutamat (MSG), Dressings, Natriumbenzoat, Sojasauce und erfahrene Salze, die alle reich an Salz.

Diese Lebensmittel sollten in sehr geringen Mengen verwendet werden, wenn sie verwendet werden müssen. Übrigens, die meisten dieser Lebensmittel ist nährstoffarm und sollte vermieden werden.

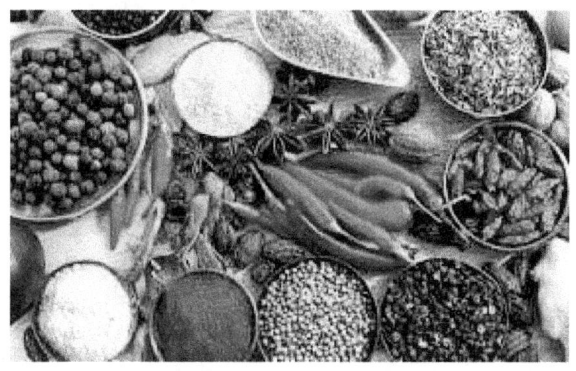

Abb.: Beispiele für hohe Kalium-Lebensmittel und Gemüse

Essen Sie viel Obst und Gemüse sind reich an Kalium, der hilft, die Auswirkungen von Natrium in prädisponierende Menschen Probleme solche Bluthochdruck Herz stumpf. Das Kalium reiche Früchte und Gemüse sind Bananen, getrocknete Aprikosen, Kidney-Bohnen, Melonen, Orangen, Kartoffeln und Tomaten.

Zusammenfassend, Natrium ist ein essentieller Nährstoff, der vom Körper für viele Funktionen benötigt, aber vielleicht das wichtigste ist die Aufrechterhaltung

Wasserhaushalt in den Körperzellen. Natrium-Tagesbedarf von 500 Milligramm sollte immer erfüllt aber Tagesdosis sollte nie mehr als 2300mg.

Zu viel Natrium ist ein einfacher Problem als zu wenig Natrium im Körper zu beheben. Daher sollten alle Versuche erfolgen, um sicherzustellen, dass die empfohlene tägliche Ernährung Natriumgehalt erfüllt ist.

Kapitel 4

Mahlzeit-Planung

Mahlzeit-Planung für Menschen mit hohem Blutdruck kann eine schwierige Aufgabe erscheinen. Aber es ist ohne Zweifel eine Gesundheit sparen Maßnahme, die zu verlängern und die Lebensqualität zu bewahren.

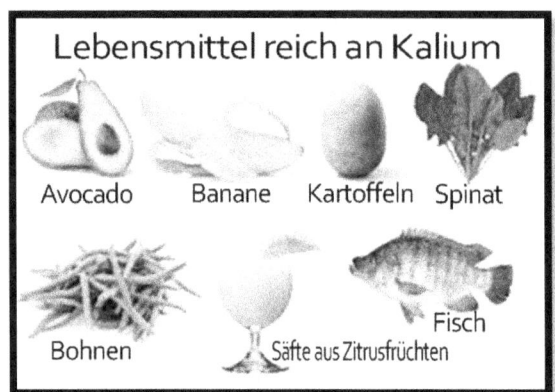

Abb.: Beispiele für hohe Kalium-Lebensmittel und Gemüse

Essen Sie viel Obst und Gemüse sind reich an Kalium, der hilft, die Auswirkungen von Natrium in prädisponierende Menschen Probleme solche Bluthochdruck Herz stumpf. Das Kalium reiche Früchte und Gemüse sind Bananen, getrocknete Aprikosen, Kidney-Bohnen, Melonen, Orangen, Kartoffeln und Tomaten.

Zusammenfassend, Natrium ist ein essentieller Nährstoff, der vom Körper für viele Funktionen benötigt, aber vielleicht das wichtigste ist die Aufrechterhaltung Wasserhaushalt in den Körperzellen. Natrium-Tagesbedarf von 500 Milligramm sollte immer erfüllt aber Tagesdosis sollte nie mehr als 2300mg.

Zu viel Natrium ist ein einfacher Problem als zu wenig Natrium im Körper zu beheben. Daher sollten alle Versuche erfolgen, um sicherzustellen, dass die empfohlene tägliche Ernährung Natriumgehalt erfüllt ist.

Kapitel 4

Mahlzeit-Planung

Mahlzeit-Planung für Menschen mit hohem Blutdruck kann eine schwierige Aufgabe erscheinen. Aber es ist ohne Zweifel eine Gesundheit sparen Maßnahme, die zu verlängern und die Lebensqualität zu bewahren.

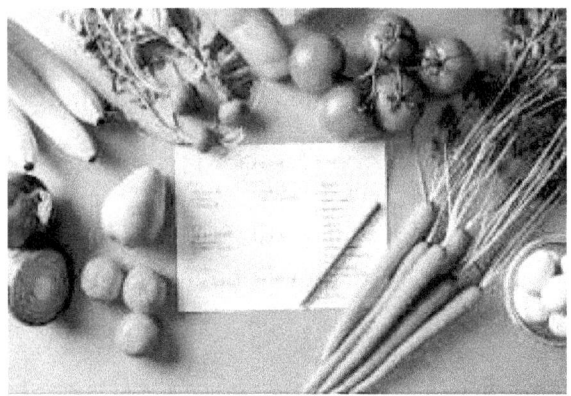

Fig: Meticulously plan your meals

Abb.: Planen Sie akribisch Ihre Mahlzeiten

Eine gute Strategie, zwar Zubereitung von Mahlzeiten, die ernährungsphysiologisch gesund und niedrigen Natriumgehalt werden von dem Schalenmodell ist anzunehmen. Erstellen der Plattenrandes ermöglicht es Ihnen, die Arten von Lebensmitteln, die Sie wählen und daneben können Sie die empfohlenen Portionsgrößen.

Das Tellermodell eignet sich am besten für Bluthochdruck-Patienten in ihren Bemühungen um Natriumaufnahme senken und gesundes Körpergewicht zu halten. Es zeichnet sich durch eine große Menge an nicht-stärkehaltige Gemüse, die reich an Nährstoffen wie Kalium, die die Auswirkungen von Natrium aus anderen Arten von Lebensmitteln entgegenwirken. Die Hälfte die Platte wird mit nicht-stärkehaltige Gemüse wie grün, Tomaten und Karotten gefüllt werden. Kräuter und Gewürze werden für Extraaroma statt Salz hinzugefügt. Das Essen sollte mit gesunde Garmethoden wie Braten, Grillen, dünsten oder anbraten vorbereitet werden.

Die folgende Plan, bestehend aus sieben Schritten legen Sie auf dem Weg zum gesunden natriumarme Ernährung.

i. mit der Verwendung von standard Speiseteller legen Sie eine Linie durch die Mitte der Platte. Auf einer teilen Hälfte des Tellers, es in zwei mit insgesamt drei Teile auf dem Teller landen.

II. Füllen Sie den größte Sektor/Abschnitt nicht stärkehaltige Gemüse, die Entscheidung für Frischwaren ein.

III. In einem der zwei kleinen Abschnitten, setzen Sie Getreide und stärkehaltige Nahrungsmittel, die niedrige Natrium-Werte haben.

IV. im zweiten kleinen Abschnitt fügen Sie Ihre gesunde Proteine, die die Entscheidung für mageres Fleisch wie Huhn und Fisch.

v. Fügen Sie v. eine Portion Obst auf dem Speiseplan.

VI. Wählen Sie gesunde Fette in geringen Mengen zum Kochen und in Salaten.

VII. um die Mahlzeit zu vervollständigen, fügen Sie eine kalorienarme Getränke wie Wasser, ungesüßten Tee oder Kaffee.

Wenn Sie Mahlzeiten planen, denken Sie immer daran, die praktisch jedes Rezept kann leicht in eine niedrige Natrium-Rezept gemacht werden. Der erste Schritt bei der Planung ist es, wissen und Beseitigung von Anfang verarbeitete Lebensmittel, die extrem hohe Natrium-Werte enthalten. Diese Nahrungsmittel enthalten hohe Konzentrationen von Natrium, die als Konservierungsmittel verwendet wird.

- Kaufen Sie frisches Obst und Gemüse anstatt für die Dosen Gemüse.

- Kaufen Sie frisches Geflügel, Fisch und Fleisch anstelle von verarbeiteten oder geräucherte Sorten

- Brauner Reis kochen statt instant oder aromatisiert oder vorverarbeitet Typen.

- Ganze gebackene Kartoffeln anstelle von instant oder gewürzte Kartoffeln kochen.

- Spülen Konserven wie Thunfisch abzustreifen, die hohe Natrium-Flüssigkeit in dem sie aufbewahrt werden.

Ein weiterer Schritt bei der Planung ist, Alternative zu Kochsalz verwendet hinzufügen Geschmack zu essen zu finden. Finden Sie eine gute schmeckende Salz zu ersetzen, enthält keine Natrium oder Kalium-Chlorid, das einen metallischen Geschmack trägt. Verwenden Sie frische Gewürze z. B. Petersilie, Tomaten, Minze, Rosmarin, da Gewürze ihr Aroma verlieren oder ein einen Geschmack ändern, bekommen wenn sie anfangen, alte. Sie werden suchen, um den maximalen natürlichen Geschmack vom gewählten Würze zu bekommen.

Kapitel 5

Frühstück

Natriumarme Frühstück sollte dem Weg zum start in den Tag für Patienten mit hohem Blutdruck. Die Diäten sind auch der beste Weg zu beginnen den Tag für Erwachsene mittleren Alters sowie Senioren, die zufällig mit hohem Risiko für hohen Blutdruck und andere Herzkrankheiten.

Die allgemeine Idee ist, begrenzen die Aufnahme von verarbeitetem Fleisch, Butter und gesalztes Ei-Gerichte, die einen hohen Anteil an Natrium enthalten. Subtile Änderungen an die Zubereitung des Frühstücks machen es gesunde und enthält geringe Mengen an Natrium.

Wählen Sie Low-Natrium-Sorten von Fleisch oder machen Sie Ihr eigenes Frühstück Fleisch. Die verarbeitete Wurst wie Wurst und Speck enthalten hohe Mengen an Natrium.

Vermeiden Sie das Brot und Getreide Produkte ab Lager verkauft, da sie Natrium basierte Konservierungsstoffe. Stattdessen verwenden Sie hausgemachte Haferflocken als auch Ihre eigenen hausgemachten Mehlspeisen und Backwaren ohne Zugabe von Salz als Frühstück Posten.

Wählen Sie ungesalzene Butter oder Verwendung mehrfach ungesättigten oder einfach ungesättigte Öle, eine niedrige Natrium-das Frühstück vorzubereiten. Verwenden Sie für Milchprodukte fettarmer Milch und fettarmen Joghurt und natriumarme Käse. Eiern sollte ohne Zusatz von Salz lieber verwenden Sie Kräuter und Gewürze wie Zwiebeln und Knoblauch zubereitet werden.

Zu guter Letzt fügen Sie frisches Obst und frisches Gemüse, die wenig Natrium zu Ihrem Frühstück sind. Enthalten Sie FRUCHTSCHEIBEN und Gemüse wie Spinat, Smoothies, Omeletts und Pfannkuchen, Ihr Frühstück bereichern.

Beispiele für das gute Frühstück Rezepte sind:

Opa Hubbards Haferflocken

Zutaten

- 3/4 Tassen Wasser

- 1/4 Tasse Braunzucker

- 2 Tassen gerollt Hafer

- 4 Teelöffel butter

- 1 Prise Salz

- 4 Esslöffel Milch

- 1/4 Tasse Braunzucker

- 1 Tasse Nichtmilchprodukten creamer

Richtungen

(1) in einem mittleren Topf erhitzen Sie Wasser zum Sieden. Reduzieren Sie Hitze; Hafer und Salz unterrühren. Kochen, bis Hafer, ca. 5 Minuten verdickt haben.

(2) geben Sie 1 Teelöffel Butter und 1 Esslöffel brauner Zucker in der Unterseite der einzelnen Schalen vier dienen. Löffel Haferflocken in jede Schüssel und rühren, bis Butter und Zucker geschmolzen sind. Gießen Sie 1/4 Tasse Kaffeesahne und 1 Esslöffel Milch über jede Schüssel. Oben jede Portion mit einer anderen Esslöffel brauner Zucker. Servieren Sie heiß.

Total Zeit zum vorbereiten ist 30 Minuten

Popover

Zutaten

- 2 Esslöffel ungesalzene Butter, gekühlt

- 1 Tasse Allzweck-Mehl

- 3 Eiern

- 1/4 Teelöffel Salz

- 1 Esslöffel ungesalzene Butter, geschmolzen

- 1 Tasse Milch

Richtungen

1. Backofen Sie auf 220 ° C.

2. Besprühen Sie ein Popover Pan mit Antihaft-Koch-Spray. Pfanne auf Mitte Rack mit Ofen und 2 Minuten vorheizen.

(3) mischen Sie Mehl, Salz, Eiern, Milch und zerlassener Butter, bis es wie Sahne, ca. 1 bis 2 Minuten aussieht.

4 Schneiden Sie gekühlte Butter in 6 sogar Stücke. Platz 1 Stück Butter in jedem Cup und Platz Pfanne im Ofen, bis Butter ist spritzig (ca. 1 Minute).

5. Füllen Sie jede Tasse halbvoll mit Teig und Backen Sie 20 Minuten. Reduzieren Sie Hitze, um 325 Grad Fahrenheit (165 Grad C) und weitere 15 bis 20 Minuten backen.

Gesamtzeit vorbereiten beträgt 2 Stunden.

Kapitel 6

Mittag- und Abendessen

Einer Verminderung der Natrium-Zufuhr, die für das Frühstück gilt das gleiche Prinzip gilt auch für Mittag- und Abendessen. Die Auswahl von Lebensmitteln gemacht sollte die verarbeiteten Lebensmitteln umgehen, die hohe an Natrium Mengen.

Hier sind ein paar Beispiele für natriumarme Rezepte, die Patienten mit hohem Blutdruck profitieren werden.

Hamburger Buddy

Serviert mit grünem Salat, kann die Hamburger Kumpel ein gutes Essen für ein Mittag- oder Abendessen machen.

Zutaten (für 6 Portionen)

- 3 Knoblauchzehen, zerdrückt und geschält

- 1 EL gehackte frische Petersilie oder Schnittlauch zum garnieren

- 2 mittelgroße Karotten, 2-Inch Stücke geschnitten

- 1 Pfund 90 %-mager-Hackfleisch

- 10 Unzen Weiße Champignons, große halbieren

- 1 große Zwiebel, 2-Inch Stücke geschnitten

- 8 Unzen Vollkorn Ellenbogen Nudeln, (2 Tassen)

- 2 TL getrockneter Thymian

- 3/4 Teelöffel Salz

- 2 Esslöffel Allzweck-Mehl

- 1/4 Teelöffel frisch gemahlener Pfeffer

- 1 14-Unzen können reduziert Natrium Rinderbrühe, geteilt

- 2 Tassen Wasser

- 2 Esslöffel Worcestershire-sauce

- 1/2 Tasse fettarme saure Sahne

Vorbereitung

Zubereitungszeit Gesamt = 1 Stunde 20 Minuten

Ich benutze eine Küchenmaschine, ausgestattet mit einer Stahlklinge Anlage hacken fein Knoblauch bevor Sie Karotten und Pilze hinzufügen, bis sie fein gehackt werden. Die Zwiebeln und Puls sind dann grob gehackt.

II. Koch Rindfleisch in einer großen Pfanne mit geraden Seiten oder holländischer Ofen bei mittlerer Hitze, aufbrechen, mit einem Holzlöffel. Rühren Sie ein, gehacktes Gemüse, Thymian, Salz und Pfeffer und kochen bis das Gemüse beginnen zu erweichen und die Pilze ihren Saft lassen.

III unter Rühren hinzufügen, Wasser, 1 1/2 Tassen Brühe, Nudeln und Worcestershire-Sauce; zum Kochen bringen. Deckel der Pfanne; reduzieren Sie die Hitze auf mittlere und kochen und rühren gelegentlich, bis die Nudeln weich ist. Es werden 8 bis 10 Minuten dauern.

IV. Mehl mit den restlichen 1/4 Tasse Brühe in einer kleinen Schüssel verquirlen und in die Hamburger Mischung unter ständigem Rühren hinzufügen. Die saure Sahne unterrühren Sie und köcheln lassen Sie, bis die Sauce eingedickt ist. Servieren Sie mit Petersilie bestreut.

Huhn & Spinat-Suppe mit frischem Pesto

Es nutzt eine Hühnerbrust ohne Knochen und ohne Haut, sowie Baby-Spinat und Bohnen in Dosen.

Zutaten für 5 Portionen

- 1 große Knochen, ohne Haut Hähnchenbrust in Viertel schneiden

- 5 Tassen reduziert Natrium Hühnerbrühe

- 2 Teelöffel plus 1 Esslöffel kaltgepresstes Olivenöl

- 1/2 Tasse Karotten oder gewürfelte rote Paprika

- 1 große Knoblauchzehe, gehackt

- 1 15-Unze-Dose Cannellini Bohnen oder großen nördlichen Bohnen, gespült

- 1 1/2 TL getrockneter Majoran

• 6 Unzen Baby-Spinat, grob gehackt

• Frisch gemahlener Pfeffer nach Geschmack

• 1/4 Tasse geriebener Parmesan

• 1/3 Tasse leicht verpackt frische Basilikumblätter

Vorbereitung

Zubereitungszeit Gesamt = 1 Stunde

i. 2 Teelöffel Öl in einer großen Pfanne oder holländischer Ofen bei mittlerer Hitze. Karotte/Paprika und Hühnerfleisch hinzufügen; Kochen Sie und unter häufigem Rühren und das Huhn zu drehen, bis es braun beginnt.

II. Knoblauch unter Rühren und kochen für 1 Minute. Danach Brühe und Majoran einrühren und bei starker Hitze kochen zu bringen. Die Hitze reduzieren und köcheln lassen für ca. 5 Minuten unter ständigem Rühren gelegentlich, bis das Huhn gut gekocht wird.

III. mit einem Schaumlöffel entfernen Sie die Fleischstücke und auf eine saubere Schneidebrett abkühlen lassen. Fügen Sie den Spinat und Bohnen in den Topf und bringen Sie zu einem zärtlichen Furunkel. 5 Minuten kochen, in die Aromen mischen.

IV. verbinden Sie die verbleibenden 1 Esslöffel Öl, Parmesan und Basilikum in einer Küchenmaschine und Prozess während der Zugabe von ein wenig Wasser und Schaben die Seiten nach Bedarf bis zu einer groben Paste Formen.

v. Schneiden Sie das Huhn in mundgerechte Stücke. Rühren Sie das Huhn und Pesto in den Topf. Mit Pfeffer würzen und kochen, bis heiß.

Kapitel 7

Dessert

Die folgenden Rezepte erstellt gute Desserts, die bei hypertensiven Patienten am besten geeignet sind.

Peanut Butter & Brezel Trüffel

Die Peanut Butter-Brezel-Trüffel sind einfach die beste Wahl für sating das Verlangen nach süßen und salzigen Aromen.

Zutaten für 20 Portionen

- 1/2 Tasse knackige natürliche Erdnussbutter

- 1/2 Tasse Vollmilch-Schokolade-chips

- 1/4 Tasse fein gehackte gesalzene Brezeln

Vorbereitung

Zubereitungszeit gesamt = 2 Stunden und 15 Minuten

i.   verrühren Sie Peanut Butter und Brezeln in einer kleinen Schüssel. Dann chill für 15 Minuten in die Tiefkühltruhe, um es fest zu machen.

II.   die Peanut-Butter-Mischung zu 20 Kugeln (jeweils ca. 1 Teelöffel) Rollen. Auf ein Backblech mit Backpapier legen Sie und für ca. 1 Stunde eingefroren Sie, bis Sie sehr fest.

III.   nehmen Sie die gefrorenen Kugeln und Rollen sie in geschmolzene Schokolade. Kalt stellen Sie, bis die Schokolade, ca. 30 Minuten fest ist.

Kale-Chips

Zutaten für 4 Portionen

- 1 große Bündel Grünkohl, harte Stiele entfernt und Blätter in Stücke gerissen.

- 1 Esslöffel kaltgepresstes Olivenöl

- 1/4 Teelöffel Salz

Vorbereitung

Zubereitungszeit gesamt = 50 Minuten

i.   Positionieren Sie Racks im oberen Drittel und Zentrum der Backofen und Heizen Sie den Backofen auf 400° F.

II.   In einer großen Schüssel streuen Sie den Grünkohl mit Öl und mit Salz bestreuen. Mit den Händen massieren Sie das Öl und Salz auf die Grünkohl-Blätter gleichmäßig zu beschichten. Füllen Sie große umrandeten Backbleche mit einer Schicht aus Kohl, sicherstellen, dass die Blätter sich nicht überschneiden.

III.   Backen Sie bis die meisten Blätter knackig, 8 bis 12 Minuten insgesamt.

Kapitel 8

40 Super-Lebensmittel, die natürlich Ihren Blutdruck zu senken

Hoher Blutdruck kann über eine Reihe von Methoden angegangen werden, die einschließen, entspannen, regelmäßig trainieren, schlafen mehr, Einnahme von Medikamenten täglich und Essgewohnheiten ändern.

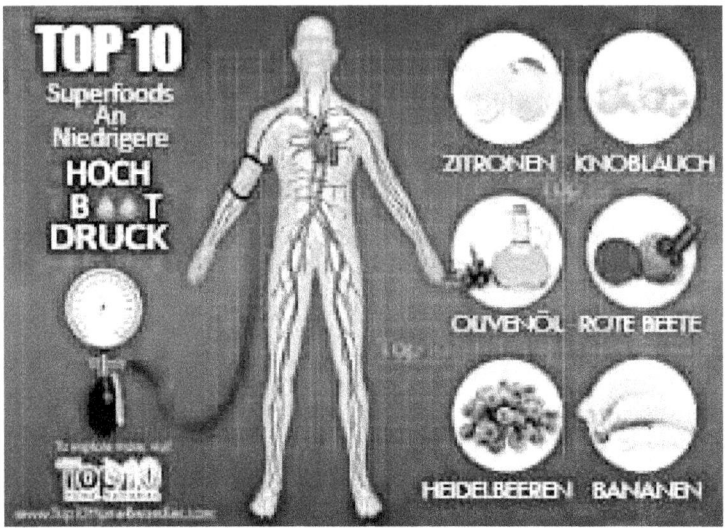

Abb.: Einige der Superfoods, um hohen Blutdruck zu verwalten

Essgewohnheiten zu verändern ist vielleicht das schwierigste von allen. Jedoch muss es um Ihre Herz-Kreislauf-Gesundheit zu verbessern und verlängern Lebensdauer erfolgen. Es gibt zahlreiche Lebensmittel, die dazu beitragen können, natürlich den Blutdruck senken.

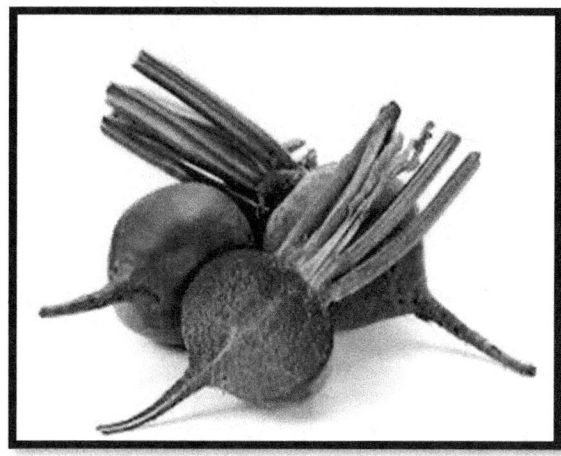

1.   rote
Beete enthält Nitrate und Nitrite in
Stickstoffmonoxid im Körper umgewandelt werden
können. Stickstoffmonoxid signalisiert die Zellen in
den Wänden der Arterien zu entspannen und zu
erweichen. Der Effekt ist, dass es Vasodilatation
verbessert und senkt den Blutdruck.

2. Joghurt ist eine gute Quelle von Nährstoffen wie
   Kalium, Magnesium und Calcium, mit denen Sie
   Ihren Blutdruck unter Kontrolle zu halten.

3. Knoblauch enthält Allicin, eine Schwefel-
   Verbindung, die deutlich erhöhten Blutdruck senkt.
   Eine Studie hat gezeigt, dass Knoblauch so effektiv
   wie verschriebene Medikamente nach 24 Wochen.

4. Fischöl enthält Omega-3-Fettsäuren, die äußerst
   positiv auf die Gesundheit des menschlichen Herz-
   Kreislauf-Systems sind. Die Omega-3-Fettsäuren
   sind, wirksame gefunden worden, nur bei

Menschen mit bestehenden Bluthochdruck gesehen.

5. Cashewkerne und Mandeln sind reich Magnesium schützt gegen Blutdruck und damit verbundenen Komplikationen.

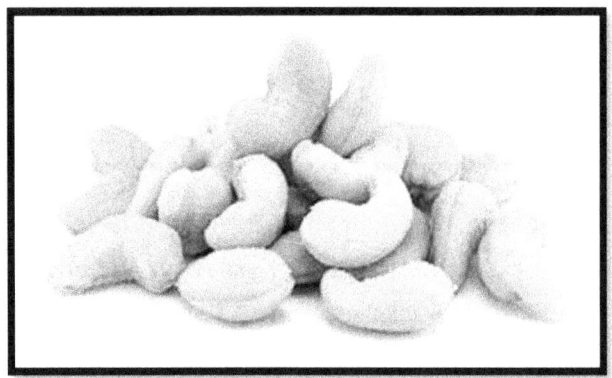

Abb.: Cashew-Nüssen

Zahlreiche Studien haben gezeigt, dass Bluthochdruck ersetzt den Mangel an Magnesium erheblich reduziert werden.

6. Grünkohl ist noch ein weiterer Superfood und ist vollgepackt mit Vitaminen, Mineralien, Antioxidantien und anderen Verbindungen, um Krankheit zu verhindern. Grünkohl ist besonders reich an beide Magnesium und Kalium, eine Kombination, die stark verbunden, um Blutdruckwerte zu hohen Blutdruck zu senken.

7. Stevia, natürlicher Süßstoff enthält die aktive Verbindung Steviosid, die gefunden wurde, um systolischen Blutdruck zu verringern von 8,1 Prozent und des diastolischen Blutdrucks um 13,8 Prozent nach drei Monaten im Teilnehmer-Studie hatte hohen Blutdruck.

8. Kurkuma enthält einen Wirkstoff namens Curcumin, die starke entzündungshemmende Wirkung im Körper hat.

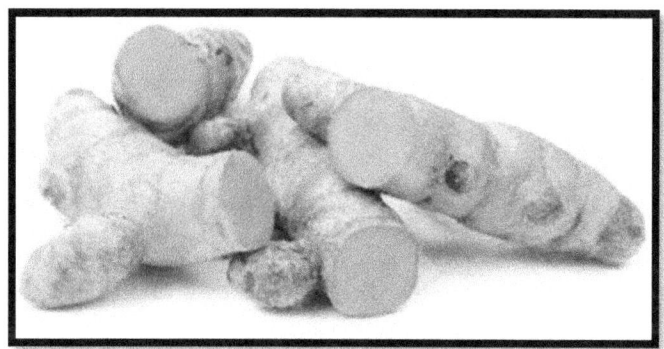

Abb.: Kurkuma enthält Curcumin, das schützt gegen hohen Blutdruck

Curcumin hat sich herausgestellt, um Fluss-Spiegel im Blut ähnlich wie Menschen erfolgreich zu verbessern, die dreimal pro Woche Sport treiben. Die Vorteile von Curcumin auf Durchblutung und Blutdruck beziehen sich auf Stickstoffmonoxid ähnlich, was wir mit rote Beete zur Kenntnis genommen haben.

9. grüner Tee ist beladen mit leistungsfähigen Verbindungen und Antioxidantien. Eine solche Verbindung ist Katechin, das verbessert die Durchblutung und Blutdruck. Zwei Tassen grünen Tee pro Tag verbraucht wird, eine 40-prozentige Zunahme arteriellen Durchmesser effektiv Senkung des Blutdrucks führen.

10. Tomaten haben durch Forschung gezeigt, dass mit Blutdruckproblemen helfen. Es empfiehlt sich, Essen, Tomaten in der Nähe von Roh, ohne viel Verarbeitung oder kochen, um das Beste aus ihnen herauszuholen.

11. grün Kaffee behält Chlorogensäure hat eine kurzfristige profitieren bei der Unterstützung der Durchblutung. Eine Studie zeigt, dass Rohkaffee Herzfrequenz und Blutdruck um etwa 8 Prozent reduziert und dies wird nur für 12 Wochen beibehalten.

12. Spinat ist ein anderes Gemüse, das vollgepackt ist mit Nährstoffen und Antioxidantien, die helfen, den Körper durch Stress verursachten Schäden zu reparieren.

13. kaltgepresstes Olivenöl ist vielleicht das gesündeste Öl in der Welt. Es ist reich an Herz-freundlich

einfach ungesättigte Fette und phenolischen Antioxidantien.

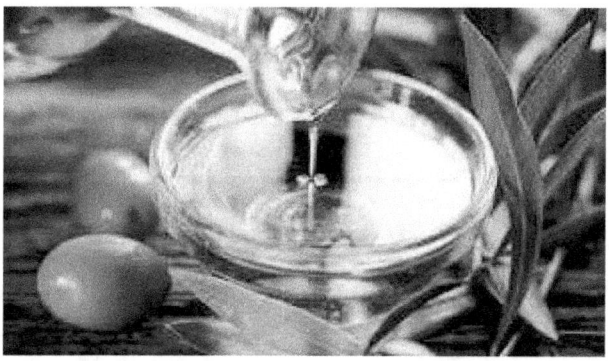

Abb.: Olivenöl schützt vor Herzkrankheiten

Das Öl reduziert Herzinfarkten, Schlaganfällen und Tod durch eine unglaubliche 30 Prozent. Olivenöl könnte daher die Notwendigkeit einer Blutdruck-Medikamente geschnitten.

14. Hibiskus Tee auch bekannt als Roselle Tee oder sauer Tee enthält Anthocyane und nachweislich um hohen Blutdruck zu senken. Eine Studie hat ergeben, dass der Konsum einer großen Tasse Hibiskustee vor Frühstück pro Tag für 4 Wochen verbunden mit einem Rückgang von 11 Prozent im systolischen Druck und 12,5 Prozent Reduktion des diastolischen Blutdrucks.

15. Rosinen sind eine fantastische Zwischenmahlzeit. Rosinen haben einen hohen Anteil an Kalium, was gut für das Herz ist. Um die maximalen gesundheitlichen Vorteile von Kalium zu ernten,

Essen der rohen und natürlichen Rosinen ohne Zuckerzusatz.

16. Granatäpfel sind eine gute Quelle für Arterie entspannende Nitrate senken den Blutdruck und andere Herz-Gesundheit-Marker verbessern kann.

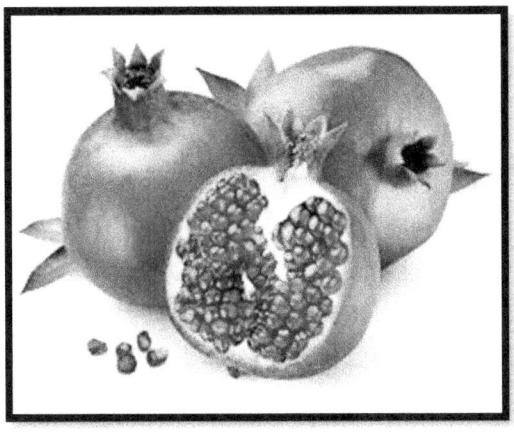

Abb.: Granatäpfel helfen, die Arterien entspannen

Entspannte Arterien sind weich und elastisch daher sie verursachen keine Resistenz gegen Blutfluss. Einnahme von Granatapfelsaft täglich für 2 Wochen kann die systolischen und diastolischen Blutdruck deutlich senken.

17. Kartoffeln und Süßkartoffeln sind reich an Kalium das arbeitet im Tandem mit Natrium, die elektrische Aktivität des Herzens zu regulieren. Durchgeführten Studien zeigen, dass erhöhte

Kaliumzufuhr senkt hohen Blutdruck mit Ausnahme derjenigen mit chronischer Nierenerkrankung.

18. Pilze enthalten einen Wirkstoff namens Ergothionein, ein starkes Antioxidans, das hilft, um arterielle Zellen vor oxidativen Schäden zu schützen.

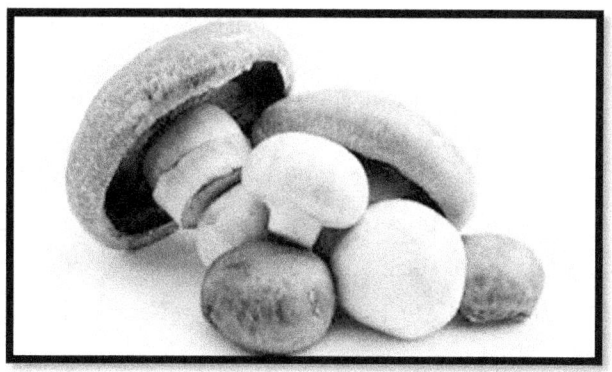

Abb.: Pilze enthalten Ergothionein, die verhindert, hoher Blutdruck dass

Ergothionein scheint zu schützen und zu bewahren Stickstoffmonoxid die gesunden Blutfluss und Druck von grundlegender Bedeutung ist.

19. dunkler Schokolade enthalten Flavanole, die helfen, um Angiotensin converting Enzym (ACE) dadurch Senkung des Blutdrucks zu hemmen. Die wirklich dunkle Schokolade (mit bis zu 85 % Kakao) enthalten 25 bis 40 Gramm Flavanole.

20. fermentierte Lebensmittel enthalten eine nicht so häufige Vitamin genannt Menaquinone oder Vitamin K2, das Kreislauf-Gesundheit verbessert. Die Lebensmittel mit den höchsten Gehalt an Vitamin K2 sind tierische Lebensmittel wie Milchprodukte, Fleisch und Eigelb sowie fermentierte Lebensmittel wie Sauerkraut, Natto und Miso. Vitamin K2 hemmt das Fortschreiten der arteriellen Steifigkeit die kardiovaskuläre Gesundheit wiederum bewahrt.

21. die fermentierten Lebensmitteln bieten auch Darmbakterien mit Probiotika. Gesunde Darmbakterien sind verbunden worden, um die Senkung des Blutdrucks durch Nieren-Verordnung.

22. Hering, Lachs und andere fetthaltige Fischarten sind gut für das Herz, denn sie sind gute Quellen von Coenzym Q10 (CoQ10) auch als Ubichinon bezeichnet. Ubichinon ist ein Antioxidans und ist gut für die Zellen, die mit Blutfluss führt somit zu gesunden Blutdruck beteiligt sind. Diese Arten von Fischen sind auch gute Quellen für Omega-3-Fettsäuren und Kalium, die gut für das Herz sind.

23. Spirulina ist blau - grüne Art von Algen, die in süß- und Salzwasser wächst nachweislich zur Senkung des Blutdrucks.

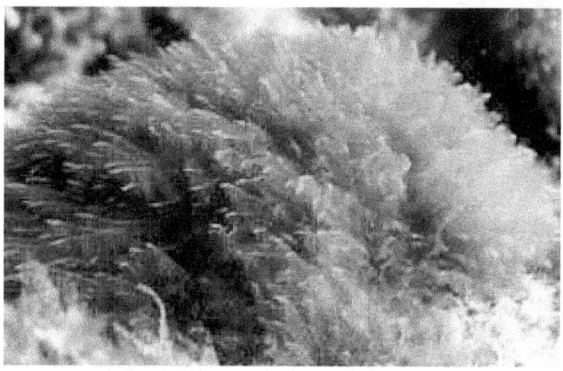

Fig: Spirulina is a superfood and is known to protect against heart disease

Abb.: Spirulina ist ein Superfood und bekannt, um Schutz vor Herzkrankheiten

Spirulina enthält hohe Mengen an die Signalisierung Molekül Stickstoffmonoxid, das Herz-Kreislauf-Gesundheit zu verbessern und zu verhindern, dass Bluthochdruck hilft. Spirulina kann somit für Menschen mit hohem Blutdruck zur Blutdrucksenkung verwendet werden.

24. Äpfel enthalten hohe Konzentrationen an Oligomere Proanthocyanidine (OPCs) sind in der Lage, gesunde Durchblutung, stärken die Gesundheit der Venen, und Blutdruck senken helfen. Ein gutes Beispiel für die OPCs ist Quercetin, das senkt den Blutdruck.

25. Zwiebeln sind auch gute Quellen für Oligomere Proanthocyanidine die Hypertensive Patienten zur

Hoher Blutdruck

Blutdrucksenkung helfen können. Die Zwiebeln sind kombinierbar mit anderen Lebensmitteln wie Knoblauch und Olivenöl, die auch Herz gesund sind und gesunde Durchblutung zu unterstützen.

26. Pflaumen sind gute natürliche Nahrung für die Aufrechterhaltung der gesunden Blutdruck. Pflaumen sind dafür bekannt, das Niveau des schlechten Cholesterins, Senkung des Blutdrucks effektiv zu reduzieren.

27. Natto ist eine fermentierte Sojaprodukt, die wie Käse erscheint. Die Soja ist zunächst gekocht und dann mit Bacillus Subtilis Natto fermentiert mit Speisen wie Salate und Kohl serviert werden kann. Nattokinase der Wirkstoff in die Natto ist ein natürlich Abhilfe gegen hohen Blutdruck. Allerdings sollten Menschen, die auf Coumadin, eine blutverdünnende Medikamente genommen Natto nicht verbrauchen.

28. Leinsamen kann zerkleinert und zusammen mit Frühstückskost aus Getreide weiterhin gesunde Blutdruckwerte konsumiert werden.

Abb.: Leinsamen ist sehr hilfreich im Umgang mit Blutdruck

Leinsamen enthält zwei Arten von essentiellen Fettsäuren: Omega-6 Fettsäuren und alpha-

Linolensäure, der Vorläufer für Omega-3-Fettsäuren.

29. Avocados enthalten die gesunde einfach ungesättigten Fettsäuren wie Omega-3-Fettsäuren, die die Produktion von Stickstoffmonoxid zu stimulieren. Stickstoffmonoxid hält Arterien richtig geweitet und wirkt gegen die Vasoconstricting Wirkung von Stress, die Bluthochdruck verursachen können.

30. Kartoffeln enthalten eine Verbindung, bekannt als Kukoamine, die potenziell Blutdruck senken kann.

31. Wakame, eine Art von Algen in Japan beliebt ist gut für die Gesundheit des Herzens.

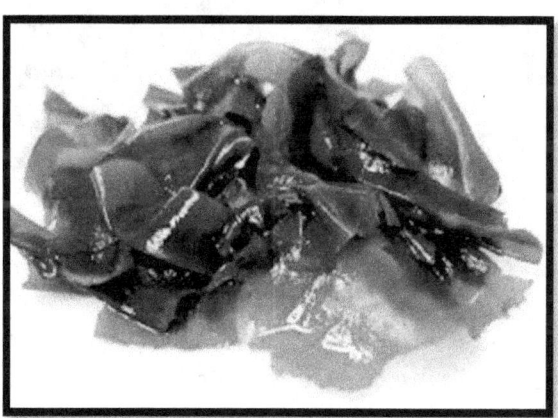

Abb.: Wakame ist in Japan üblich und ist hilfreich für Menschen mit Bluthochdruck

Sie hat darauf hingewiesen worden, dass Einnahme ca. 3 Gramm getrocknete Wakame über einen Zeitraum von vier Wochen geholfen, den systolischen Blutdruck senken von bis zu 14 Punkte und diastolischen Blutdruck um bis zu 5 Punkte.

32. Ecklonia Cava, eine essbare asiatischen rot-braun-Alge ist entdeckt worden, um natürliche Pflanzenstoffe enthalten, die helfen, erweitern Blutgefäße und wirken als natürliches Heilmittel gegen hohen Blutdruck.

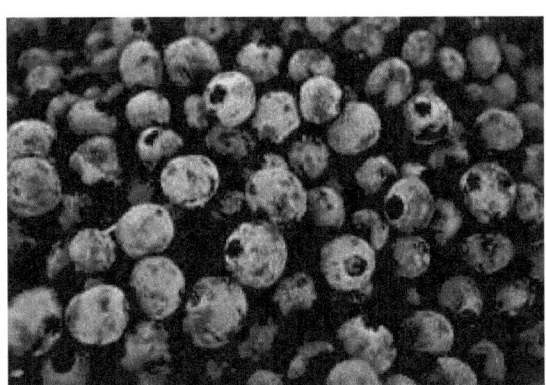

33. Blueberres haben hohen Gehalt an Antioxidantien, die Gesundheit des Herzens und gesunden Blutdruck wirklich Hilfe. Heidelbeeren kann ein gutes Frühstück Option für Menschen mit hohem Blutdruck.

34. grüne Bohnen sind eine gute Quelle von Vitamin C, Ballaststoffen und Kalium, die sind gut für das Herz und senkt den Blutdruck.

35. Karotten sind eine gute Quelle von Antioxidantien und Kalium sind zwei große Anhänger der normale Blutdruckwerte.

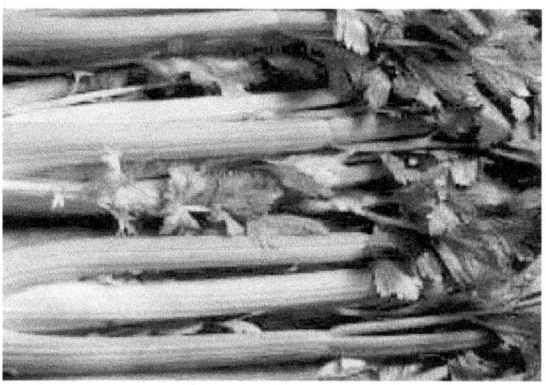

36. Sellerie enthält Apigenin mit Eigenschaften, die Entspannung der Blutgefäße und Senkung des Blutdrucks zu fördern. Sellerie in all seinen Formen fungiert daher als ein natürliches Heilmittel gegen hohen Blutdruck.

37. Erbsen sind eine gute Quelle für Vitamine und Folsäure, alles in allem Herz-Kreislauf-Unterstützung, so dass sie eine perfekte Nahrung um hohen Blutdruck zu vermeiden.

38. Papaya ist eine unglaubliche Quelle an Vitamin C, Aminosäuren und Kalium, dass alle ein gesundes Herz und niedriger Blutdruck beitragen.

39. Kiwis können Blutdruck davon abhalten, zu einem Problem.

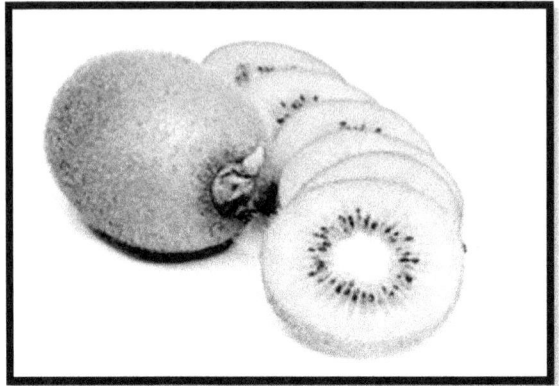

Abb: Kiwifrucht hat zahlreiche Vorteile, darunter Bluthochdruck zu verhindern

Forschung hat gezeigt, dass drei Kiwis Essen täglich Personen von hohem Blutdruck schützen.

40. Wassermelone ist eine wunderbare Frucht und enthält L-Citrullin, wodurch der Arterien, was um zu niedrigeren Blutdruck entspannen.

41. Süßkartoffeln enthalten Glutathion, ein Antioxidans, das gegen Bluthochdruck, Herzinfarkt und Schlaganfall schützen kann.

Kapitel 9

Bonus Entsaften Rezepte

Die Nutzung der Superfoods zusammen mit anderen nahrhaften Gemüse und Früchte, profitieren

Hypertonikern von natürlichen Saftrezepte, die senken den Blutdruck und verhindern, dass unerwünschte Herzerkrankungen.

Im folgenden sind gute Beispiele für Entsaften Rezepte, die den Blutdruck senken.

Rüben-Sellerie-Apfel-Saft

Zutaten

- 1 beet

- 4 Stangen Sellerie

- Die Hälfte ein Zoll-Ingwer

- 1 kleiner Apfel

Richtungen

i. Waschen Sie alle Gemüse.

II. halten Sie Haut auf Gemüse und Apple so weit wie möglich.

III. Saft und genießen.

Antioxidans Supreme

Zutaten

- 1 Tasse frische Heidelbeeren

- 1 Tasse (ca. 5) frische Erdbeeren

- 2 Tassen geschält und grob gehackt mango

- 1/4 Tasse Wasser

Vorbereitung

i. kombinieren Sie die Heidelbeeren, Erdbeeren, Mango und Wasser in einen Mixer geben.

II. Mischung während gelegentlich Schaben Seiten glatt rühren.

III. Saft abseihen und, falls gewünscht, dünn mit Zusatzwasser.

IV. im Kühlschrank bis zu 2 Tagen (vor dem Servieren schütteln).

Kurkuma-Sunrise

Zutaten

- 2 mittelgroße Äpfel

- 3 mittelgroße Karotten

- 3 große Stängel Sellerie

- 1 Daumen Ingwer

- 2 Zitronen (geschält)

- 2 mittelgroße Birnen

- 6 Daumen von Kurkuma Wurzel

Vorbereitung

Verarbeiten Sie alle Zutaten in einen Entsafter, schütteln oder rühren und servieren.

Kapitel 10

Entspannungstechniken

Entspannungstechniken sind Teil der natürlichen Wege über die Menschen Bluthochdruck verwalten können. Menschen können diese Techniken, um ihnen helfen zu entspannen und mit Stress umzugehen erkunden.

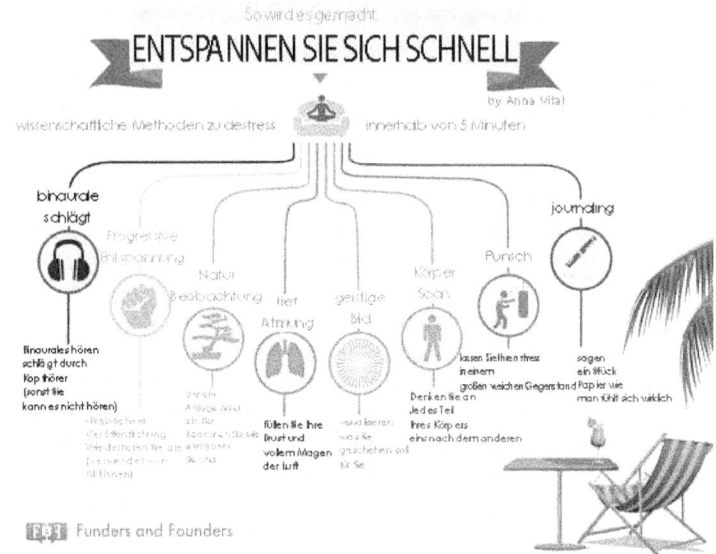

Abb: Entspannungs-Techniken, die helfen Stress fernzuhalten und Aufrechterhaltung des Blutdrucks Gesundheit

Stress ist eine der Hauptursachen für Vasokonstriktion und hoher Blutdruck. Entspannungstechniken helfen in der Regel Menschen mit Alltagsstress und Belastungen durch andere gesundheitliche Probleme wie Schmerzen zu bewältigen.

Dabei ist zu bedenken, dass die Entspannungstechniken nicht sind nur über ein Hobby oder Seelenfrieden zu genießen. Menschen profitieren durch Entspannung, ein Prozess, der die Auswirkungen von Stress auf den Geist und den Körper sinkt.

Entspannungstechniken sind entweder kostenlos oder kostengünstig und können fast überall durchgeführt werden. Die grundlegenden Entspannungstechniken zu lernen ist ganz einfach. Die Techniken sind nicht mit großen Risiken verbunden.

Wir haben einen Blick auf die Entspannungstechniken, die für Menschen mit hohem Blutdruck von grossem Nutzen sein können.

- Autogenes Entspannung nutzt beide Bildsprache und Körper Bewusstsein, Stress zu reduzieren. In diesem Fall bedeutet, dass es etwas Autogenes entstammt, die in dir.

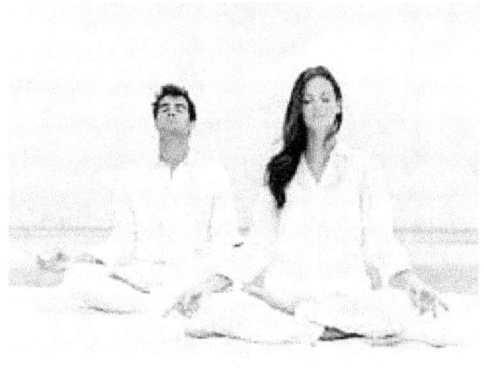

Abb.: Autogenes Atemübungen

Eine Darstellung dessen, wie die Technik funktioniert kontrolliert vorstellen, einer ruhigen und schönen Umgebung und dann konzentriert sich auf entspannenden Atmung. Sie können wiederholen Wörter oder Anregungen haben Sie in deinem Geist zu entspannen und zu reduzieren Muskelverspannungen gefertigt. Die Auswirkungen sind, dass der Puls verlangsamt und Sie fühlen sich andere körperliche Empfindungen, wie entspannend, jeder Arm oder Bein eins nach dem anderen.

- Visualisierung beinhaltet die Bildung von mental Images, die Sie in einer ruhigen, beruhigenden Ort oder Situation einläuten.

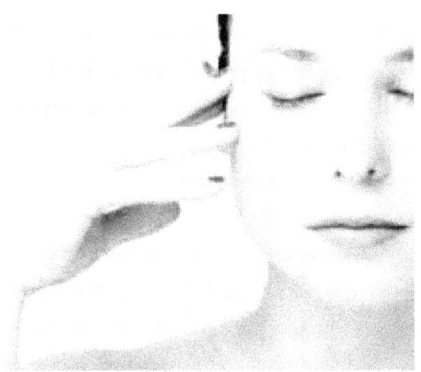

Abb.: Visualisierungs-Techniken bringen über den Frieden des Geistes

Es wird empfohlen, während der Visualisierung, Sie versuchen sollten, verwenden Sie so viele Sinne wie möglich, einschließlich die Sinne der Geruch, Klang, Anblick, und berühren Sie. Zum Beispiel, wenn Sie sich vorstellen, relaxen am Meer, denken Sie über den Geruch des salzigen Meerwassers, das Geräusch von brechenden Wellen und die Wärme der Sonne auf Ihrer Haut.

- Meditation ist die Praxis der Konzentration auf ein Objekt oder ein Einzelpunkt-Bewusstsein.

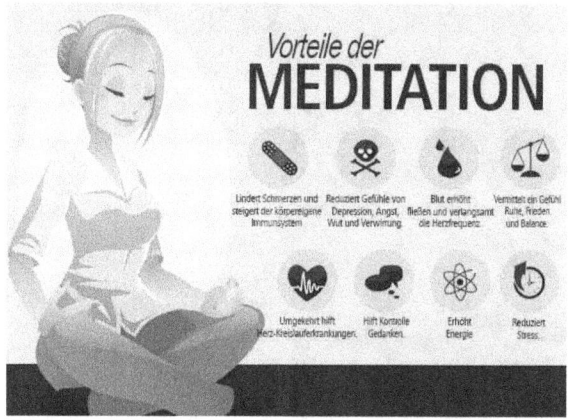

Abb.: Vorteile der Meditation sind die Verbesserung der Durchblutung

Regelmäßige Praxis der Meditation können Sie ruhig und Einssein, Stille des Geistes, inneren Frieden, Glück und emotionale Stabilität, erhöhte Klarheit, verbesserte Konzentration und Fokus, erhöhte Vitalität und Verjüngung, verbesserte Speicherverwaltung und Lernfähigkeit geben.
Meditation vermindert die negativen Auswirkungen von Stress, Angst und Depression. Auf diese Weise Herz Meditation führt zu einer Verringerung der Wahrscheinlichkeit des Erfahrens einer Folgekrankheiten.

- Yoga ist eine gemeinsame Disziplin, die Meditationspraxis als auch Übung ermöglicht. Die Art von Yoga, die Sie zum üben wählen ist ausschließlich eine individuelle Präferenz.

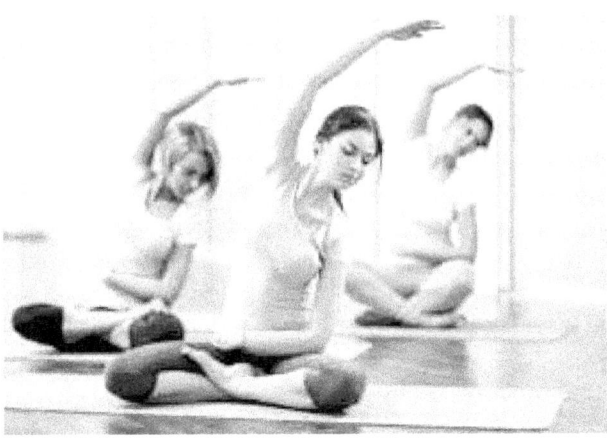

Abb.: Yoga ist eine Art Entspannung und Bewegung, die das Herz-Kreislauf-System profitiert

Die Unterschiede liegen in der Tat, dass einige die Haltungen länger halten, während andere durch die Haltungen schneller zu bewegen. Einige Stile Fokus auf Körperhaltung, andere unterscheiden sich in den Rhythmus und die Auswahl der Übungen, Meditation und spiritueller Verwirklichung.

Sie sollten daher den Yogastil abhängig von individuellen psychischen und physischen Bedürfnisse wählen. In unserem Fall verwalten Yoga-Stile, die sich auf die Unterstützung hoher Blutdruck.

Andere Arten von Entspannungstechniken sind:

- Biofeedback

- Hypnose

- Massage

- Tiefe Atmung

- Tai chi

- Musik und Kunst-Therapie

Insgesamt sind die Vorteile von Entspannung für Bluthochdruck-Patienten:

(a) Senkung des Blutdrucks

(b) verlangsamt Ihre Herzfrequenz

(c) Reduktionsmittel Aktivität von Stresshormonen

(d) Erhöhung des Blutflusses zu den wichtigsten Muskeln

(e) verlangsamt Ihre Atemfrequenz

Weitere Bücher von
anzeigen

ARNOLD YATES

Bodybuilding: Wie man
leicht Muskeln und Masse
dauerhaft halten: 10 X Ihre
Ergebnisse und Körperbau,
dass Sie die gewünschte zu
bauen.

Atkins-Diät: Abnehmen und
fühle mich großartig, enthält
Tipps und Rezepte

Gymnastik für Anfänger: ein Leitfaden für Körper-Gewicht-Training Anfänger

Fazit

Blutdruck ist vielleicht der beste Indikator für insgesamt Herz-Kreislauf-Gesundheit. Menschen mit hohem Blutdruck sind oft ein deutlich höheres Risiko für chronische Nierenerkrankungen, Herzinsuffizienz, Schlaganfall und Schäden an den Arterien, die zu Herzinfarkt führen können.

Verwaltung und Bluthochdruck zu verhindern, ist keine Option. Die beiden Aufgaben rufen Sie für das Verständnis der Ursachen und intelligente Entscheidungen über die Faktoren, die unter Ihrer Kontrolle.

Die effektive und nachhaltige Maßnahme zur Vorbeugung und Bewältigung von Bluthochdruck ist durch Änderung des Lebensstils. Es ist jedoch keine leichte Aufgabe im Vergleich zu eine Pille knallend.

Vielleicht ist das wichtigste, dass Sie die persönliche Motivation und die erforderliche Entschlossenheit, durch die Änderung des Lebensstils notwendig finden müssen. Vorbeugen ist besser als heilen.

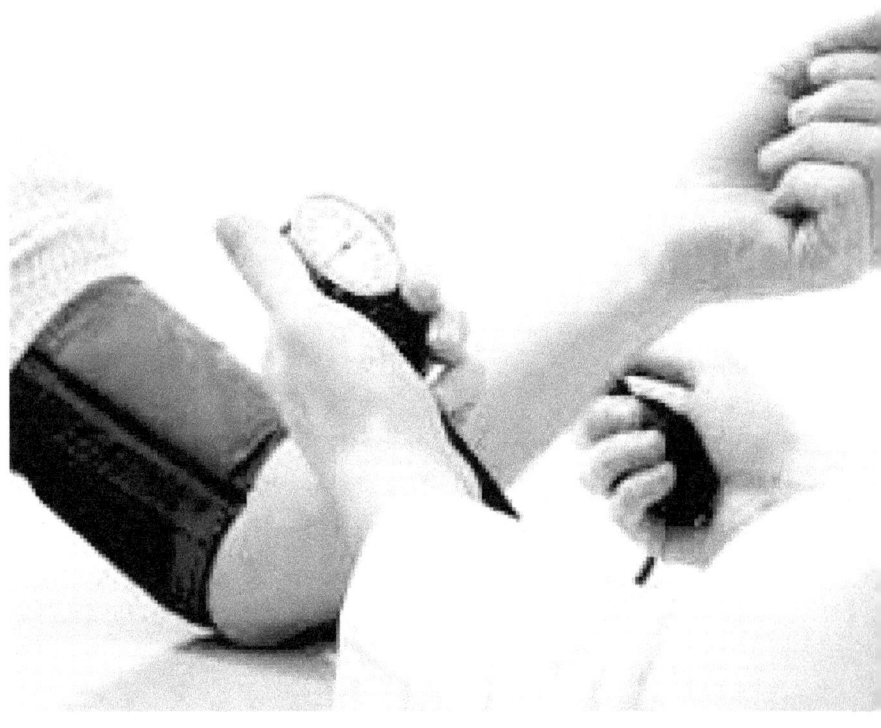

Abb.: Regelmäßige Blutdruck-Kontrolle hilft Bluthochdruck zu verhindern

Schließlich regelmäßige Besuche bei Ihrem Arzt werden dafür sorgen, dass eine frühzeitige Diagnose und Management von hohem Blutdruck. Die Besuche beim Arzt sollte gemacht werden, auch wenn Sie in der Regel gesund fühlen. Der Arzt hilft, die Risikofaktoren in der Situation erkennen, dass Sie nicht krank und Änderungen des Lebensstils empfehlen zu Ausbruch zu verhindern. Denken Sie daran, dass Bluthochdruck auch die stillen Killer genannt da es sehr lange unbemerkt bleiben kann.

www.ingramcontent.com/pod-product-compliance
Lightning Source LLC
Chambersburg PA
CBHW071413290526
45789CB00003BA/1261